Docteur A. RAMÈS

DES

Injections sous-cutanées d'eau salée

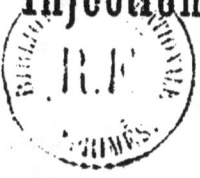

CHEZ L'ENFANT

TOULOUSE

IMPRIMERIE ET LIBRAIRIE A. TRINCHANT

27, rue d'Aubuisson, et rue Riquet, 23

—

1899

Docteur A. RAMÈS

DES

Injections sous-cutanées d'eau salée

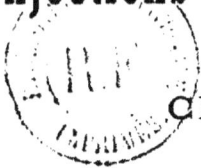

CHEZ L'ENFANT

TOULOUSE

IMPRIMERIE ET LIBRAIRIE A. TRINCHANT

27, rue d'Aubuisson, et rue Riquet, 2)

—

1899

A mon Père — A ma Mère

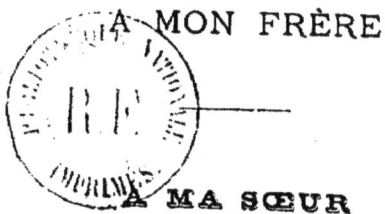

———

A MON FRÈRE

A MA SŒUR

———

A tous mes Amis

A MON PRÉSIDENT DE THÈSE

M. le Professeur Bézy

A TOUS NOS MAITRES

De la Faculté et des Hôpitaux.

Arrivé au terme de nos études médicales, nous tenons à exprimer notre reconnaissance à tous nos Maîtres de la Faculté.

Tout d'abord, nous remercions M. le professeur Labéda, Doyen de la Faculté, de l'accueil cordial qu'il nous a toujours fait et des bons conseils qu'il nous a prodigués.

M. le professeur Bézy nous a inspiré le sujet de ce travail, et a bien voulu accepter la présidence de notre thèse. Cette marque d'intérêt augmente envers lui nos sentiments de reconnaissance et de respect.

Que MM. les professeurs Rémond, Maurel, Baubv, qui ont accepté avec tant de bienveillance de faire partie de notre jury, reçoivent l'expression de notre vive gratitude.

INTRODUCTION

Les applications thérapeutiques d'injections sous-cutanées de solutions salines deviennent de plus en plus fréquentes en médecine. Elles n'ont pas la précision d'un traitement spécifique d'une maladie déterminée, mais leur emploi, dans certains cas pathologiques, est efficace.

Cette méthode de traitement, associée aux autres médications en usage, est une arme nouvelle qui permet aux médecins d'arracher à la mort un plus grand nombre de malades.

Dans le travail que nous présentons, nous n'avons étudié cette méthode que dans les maladies de l'enfance. Ce sujet est vaste; pour le traiter, il faudrait une expérience plus grande que la nôtre et des connaissances plus étendues.

Aussi nous n'avons pas la prétention de penser l'avoir traité complétement et d'apporter une lumière nouvelle sur la question; nous l'avons simplement étudiée le plus consciencieusement possible, en y joignant quelques faits personnels.

La solution saline introduite dans l'organisme porte le nom de sérum artificiel.

Ce terme prête à la critique, car il peut créer la confusion avec les sérums antitoxiques, le sérum sanguin physiologique et le sérum coagulé servant pour les cultures.

Ce que l'on veut bien appeler sérum artificiel n'est qu'une solution de chlorure de sodium n'altérant pas les éléments du sang, ne présentant aucune propriété nocive, et agissant sur l'organisme par une action physico-chimique encore mal connue.

Les sérums antitoxiques, au contraire, sont extraits du sang d'animaux immunisés contre une infection donnée. Après injection chez l'homme, ils déterminent une immunité en créant chez lui un milieu réfractaire à cette infection.

Ils sont donc spécifiques et agissent par leur antitoxine, ou, plus exactement, ils mettent les cellules de l'organisme dans un état tel qu'elles ne se laissent pas influencer par le poison bactérien.

Le procès de ce mot sérum artificiel étant fait, nous devons au lecteur la division de notre travail.

Dans le premier chapitre, nous avons étudié aussi complètement que possible l'historique des injections sous-cutanées de solutions salines chez l'enfant. Nous avons relaté au second chapitre l'action physiologique de ces solutions.

Le troisième comprend les indications et les contre-indications de cette méthode thérapeutique.

Les observations que nous publions ensuite ont trait aux infections gastro-intestinales des nourrissons, à l'athrepsie, aux hémorragies gastro-intestinales des nouveaux-nés, à la débilité congénitale ou des prématurés, à la broncho-pneumonie. Nous avons recueilli les unes dans le service de M. le docteur Bézy, à la clinique des Maladies des Enfants; nous avons résumé les autres, les ayant prises dans les travaux parus jusqu'à ce jour.

Enfin dans des conclusions générales nous résumons nos opinions sur la matière.

CHAPITRE PREMIER

Historique

C'est seulement après avoir expérimenté les injections d'eau salée dans les maladies de l'adulte, que les auteurs ont pensé à les appliquer sérieusement dans les maladies de l'enfance.

Il faut donner toujours peu de médicaments actifs aux nourrissons et aux enfants de premier âge; souvent chez eux la vie ne tient qu'à un fil, et cependant on les voit guérir de maladies graves, sans médications à proprement parler. Nous avons souvent entendu exprimer cette pensée sous une autre forme par M. le professeur Bézy, dans ses leçons cliniques : « Donnez peu de drogues aux enfants, ayez pour eux beaucoup de prévoyance et conseillez aux mères une hygiène sévère. »

M. le professeur Luton (de Reims) est un des premiers auteurs qui se soit occupé de l'introduction dans l'organisme de solution saline par voie hypodermique.

En 1882, dans ses études thérapeutiques, il rapporte trois observations dans lesquelles il a fait à des adultes des transfusions sous-cutanées d'une solution saline ainsi formulée :

Eau distillée................	5 gram.	
Phosphate de soude cristallisé..	100	»
Sulfate de soude.............	10	»

Dans les trois cas il avait obtenu un bon résultat. « On voit se produire, dit-il, une sorte de stimulation analogue à celle que produirait la transfusion d'une petite quantité de sang, mais ce mouvement lactice, d'ordre plutôt dynamique, s'épuise vite et il faut recommencer à le produire. »

D'après lui, cinq centimètres cubes suffisent et l'action de cette injection se fait sentir un mois environ. Les effets immédiats de cette médication sont peu marqués, et les injections sont à peine senties si on a le soin de faire tiédir le liquide.

M. Luton préconise cette méthode dans beaucoup de maladies; le choléra, dans toutes les cachexies en général, dans la chlorose, la débilité des vieillards, la neurasthénie et autres affections nerveuses; en un mot, dans toutes les maladies où les forces sont diminuées.

Ce n'est qu'en 1884 que le professeur de Reims applique les injections sous-cutanées d'un sérum artificiel au sulfate et au phosphate de soude au traitement du choléra infantile. Il est vrai que chez les enfants il n'était guère possible de choisir une autre voie d'introduction que la voie hypodermique.

Voici comment il s'explique : « N'avons-nous pas aussi comme épreuve redoutable ces diarrhées cholériformes de très jeunes enfants qui tous succombent en si grand nombre pendant la saison d'été.

« Renchérissant sur notre diète hydrique qui demande certains délais et aussi une bonne volonté qu'on rencontre rarement chez les parents et les nourrices, nous avons injecté à ces malheureux petits êtres voués à la mort par avance cette même solution à la dose de cinq grammes, et nous avons eu la satisfaction de les sauver en dépit des pronostics les plus fâcheux.

« C'est donc un degré de plus de certitude que nous apportons dans le traitement d'un mal qui décime une population déjà si peu prolifique.

« De là aux vices de nutrition de la première enfance, à la cachexie des nouveaux-nés, à l'athrepsie de Parrot, il n'y a qu'un pas, et l'on ne saurait croire quel coup de fouet on donne aux actes de réintégration assimilatrice au moyen de quelques grammes d'un sérum artificiel injecté sous la peau d'un enfant. »

C'était là une méthode nouvelle, et l'on se plait à reconnaître le mérite de M. Luton.

Il a essayé peut-être le premier de ranimer les enfants atteints de diarrhée cholériforme par des injections sous-cutanées d'un liquide se rapprochant plus ou moins de la composition du sérum sanguin.

Après ce travail, consacré à la transfusion hypodermique, la conviction n'entra pas dans les esprits. Les idées de M. Luton ne se propagèrent pas en France, et c'est à l'étranger que sa méthode fut d'abord acceptée.

On dut trouver impossible, probablement, que quelques grammes d'une solution alcaline pussent faire sortir du collapsus un enfant atteint de choléra infantile. En effet, cette dose de cinq grammes nous parait, même à nous, vraiment faible ; mais cette dose, souvent renouvelée et appliquée aux vices de nutrition de la première enfance, dans la cachexie des nouveaux-nés, a plus de valeur.

Il nous faut aller jusqu'en 1888 pour trouver dans la littérature médicale un travail se rapportant aux injections sous-cutanées de solution saline chez les enfants.

M. Weiss dit avoir traité de cette façon cinq enfants atteints de choléra infantile.

Il injecte sous la peau de la paroi abdominable 30 à 50 centigrammes d'une solution de chlorure de sodium à 6 grammes pour 1000.

Chez quatre enfants de cinq à neuf mois atteints de choléra infantile et auxquels il avait transfusé 50 gr. d'eau salée, il eut deux guérisons et deux décès. Il rapporte ensuite l'observation d'un cinquième enfant où le succès fut éclatant.

C'était un nourrisson de treize semaines ; il avait été alimenté partiellement au biberon.

Atteint subitement de diarrhée très abondante, il tombe dans le collapsus algide.

Ses extrémités étaient froides et cyanosées, sa face livide, les cornées ternes. Un bain tiède, des frictions énergiques ne produisent aucun effet. M. Weiss fait alors une injection sous-cutanée de 40 grammes d'eau salée :

au bout de vingt minutes l'enfant est réchauffé et le pouls bat plus énergiquement.

Le lendemain, la situation de l'enfant est bien meilleure ; cette amélioration se continue les jours suivants et la guérison est complète au bout de deux semaines.

En 1890, M. Salhi, professeur de clinique médicale à Berne, dans son travail sur le lavage de l'organisme humain et sur les effets des injections d'eau salée dans les diverses affections, énumère les maladies dans lesquelles il croit l'hypodermoclyse indiquée.

Parmi elles, il appelle incidemment l'attention des médecins sur le choléra infantile. Mais c'est surtout dans le traitement de l'urémie et de l'état typhoïde que le professeur suisse a essayé les injections hypodermiques d'eau salée.

La *Littérature Médicale* nous offre deux publications intéressantes dans l'année 1892.

M. le docteur G. Wild (Heilbrom), voyant son enfant âgé de 7 mois, sur le point de succomber à une attaque de choléra infantile, lui fit sous la peau, en divers points du corps, six injections d'eau salée de 25 grammes chaque.

Au moment où il fit cette tentative suprême, le pouls et la respiration avaient presque disparus ; mais au bout de quelques minutes, l'enfant rouvrit les yeux; le pouls et la respiration redevinrent perceptibles. La convalescence fut très lente, mais l'enfant guérit complètement.

M. le docteur Demiéville rapporte aussi une observation d'une injection d'eau salée dans la gastro-intérite des nourrissons.

Cette observation porte en elle-même la preuve de l'efficacité de la nouvelle méthode que nous avons à opposer aux diarrhées graves des enfants.

Il s'agit d'un enfant de quatre mois et demi, nourri de lait de vache et ayant des selles habituellement fréquentes.

Le 26 août 1891, apparition de la diarrhée, qui augmente le lendemain; calomel et petite quantité de lait stérilisé additionné d'eau de chaux. La situation dans quelques jours devient grave, la diarrhée est intense et fétide, l'enfant vomit, puis après adynamie complète. Le petit malade n'avale plus, le pouls est devenu imperceptible, les extrémités refroidies, les yeux excavés, il s'agite, mais sans plaintes, ni cris; les lavements ne sont pas gardés.

C'est alors que le docteur Demiéville procède à l'injection sous la peau des deux cuisses de 120 à 150 grammes d'une solution stérilisée de chlorure de sodium à 6 pour 1000. L'enfant, après quelques instants parut aller mieux, l'amélioration s'accentua les jours suivants et le petit malade guérit.

Le docteur Demiéville fait ensuite remarquer que ces injections pourraient être employées même dans le cas où il y aurait une néphrite. Ces injections faites avec un liquide inoffensif auraient pour résultat de déboucher les canalicules reinaux, d'évacuer les produits infectieux et de rétablir la fonction des reins.

Dès 1892, M. Hutinel pratiqua les injections de sérum artificiel à l'hôpital des Enfants Malades. Il obtint d'excellents résultats qui furent relatés en 1893 dans la thèse de Marois et en 1894 dans celle de Thiercelin.

MM. Grancher, Comby appliquent également cette méthode et nous rapportent de véritables succès dans d'intéressantes leçons cliniques faites à ce sujet.

M. Marfan a modifié la solution saline employée jusqu'alors en y ajoutant de la caféine.

Reprenant la question pour étudier l'action des injections d'eau salée sur la température, MM. Barbier et Desroyer nous font voir à ce sujet de fort belles courbes.

MM. Picot (de Genève) et Manuel Vicente traitent de la même façon le choléra infantile et publient d'excellents résultats.

M. Durodié (de Bordeaux) use de cette méthode et s'en déclare l'ardent défenseur.

M. Verger traite systématiquement par les injections hypodermiques de solution saline les petits athrepsiques. Ces transfusions faites aux doses de 2 à 4 centimètres cubes par jour agissent comme stimulant de la nutrition. Sur huit enfants ainsi injectés, quatre sont morts, mais ces cas de léthalité ne sont nullement imputables à la médication.

MM. Bosc et Vedel ont fait des expériences pour savoir qu'elle était la meilleure formule à employer. Ils nous montrent que la meilleure est purement et simplement celle du chlorure de sodium à 7 pour 1000.

M. Hermary, dans sa thèse, nous rapporte un cas d'hémorragie gastro-intestinale où il applique cette méthode. Nous avons résumé cette observation pour la relater plus loin.

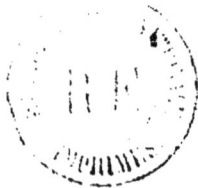

Cette méthode a été appliquée aussi par M. le professeur Queirel (de Marseille), dans le cas de débilité congénitale.

M. Houël (de Montpellier) a traité aussi deux enfants atteints de broncho-pneumonie. Son exemple a été suivi par M. le professeur Ausset (de Lille), les observations recueillies dans son service sont rapportées dans la thèse du docteur Lemaire.

M. Saint-Philippe (de Bordeaux), qui a expérimenté les injections d'eau salée chez les enfants, nous dit que les résultats de cette méthode sont médiocres à l'hôpital par suite du milieu nosocomial, mais qu'ils deviennent excellents dans la pratique civile.

M. le professeur Bézy applique cette méthode dans son service pour les diarrhées d'été et l'athrepsie des nourrissons. Il emploie la formule du docteur Marfan.

Les journaux médicaux relatent, de temps en temps, de nouvelles observations; et les indications, les applications de cette méthode s'accroissent de jour en jour. Mais bientôt, peut-être, la découverte de nouveaux sérums antitoxiques fera-t-elle abandonner cette médication en donnant aux médecins un remède spécifique pour chaque maladie.

CHAPITRE II

Action physiologique des injections d'eau salée

Quels sont les phénomènes qui se passent dans l'organisme après l'injection sous-cutanée d'eau salée? Les auteurs ont voulu faire jouer aux solutions salines le rôle de réparateur et de régénérateur de la masse sanguine et aussi celui d'épurateur et d'antitoxique.

Tous ont constaté que ces injections produisaient une augmentation de la pression sanguine, le rétablissement de l'équilibre thermique, l'accélération du pouls et les battements du cœur, l'excitation des fonctions sécrétoires et l'amélioration de l'état général.

Les affections cholériformes par les vomissements et les selles séreuses produisent une perte de liquide.

Les éléments du sang ne sont plus assez dilués et la pression sanguine s'abaisse. Dans toutes les infections nous trouvons cet abaissement de la pression sanguine, les malades meurent surtout par leur cœur, « le muscle cardiaque se contractant follement et à vide. »

Les injections d'eau salée agissent en remplaçant le sang perdu, en faisant la tension artérielle, « tension qui est une des conditions essentielles à la vie » (Jolyet).

C'est donc une question d'hydraulique et les effets sur la pression sont indiscutables. Mais peut-on expliquer ainsi le relèvement de la pression sanguine? Après l'injection ne s'opère-t-il pas une réplétion du système vasculaire? Et encore comment s'expliquer que de 2 à 50 grammes de solution saline suffisent pour amener cette réplétion? Il faut croire que dans l'intimité des tissus cette solution produit des phénomènes physico-chimiques encore inconnus pour nous.

Après chaque transfusion sous-cutanée nous avons vu le pouls s'améliorer rapidement, les pulsations cardiaques diminuer de fréquence et devenir en même temps plus amples et plus fortes. Mais, dans les cas graves, ce relèvement de la tension sanguine est fugace; ce serait une indication pour une intervention nouvelle.

Tous les auteurs ont observé, d'une façon constante, l'élévation de la température à la suite des injections sous-cutanées d'eau salée. Avec l'accélération du pouls, elle constitue ce que Barbier et Desroyer appellent le temps de la réaction.

MM. Debove et Brulh ont fait pendant deux ans des recherches sur cette élévation thermique produite par les injections d'une solution saline. Sur cinquante transfusions, à la suite desquelles ils ont relevé méthodiquement la température, deux fois seulement il n'y a pas eu d'élévation thermique appréciable. Ordi-

nairement elle va de 0º5 à 1º5, mais parfois elle se
mesure par une ascension de 2º, 3º et même plus.

Il y a donc une véritable réaction et, d'après ces
auteurs, elle se produit quelle que soit la solution
saline employée.

Ils ont constaté, en outre, qu'il se produit une sorte
d'accoutumance et qu'après quatre ou cinq injections
le malade ne réagit plus ou pour ainsi dire plus.

M. Hutinel prétend que chez les enfants tuberculeux, manifestes ou latents, la réaction est plus forte
que chez les autres.

Le *fastigium* serait atteint douze heures après
la transfusion ; ils se maintiendraient au même niveau
pendant quelques heures pour redescendre à la normale.

Chez ces enfants, ces injections ne seraient pas abso-
lument sans danger ; car, dans certains cas, elles ont
provoqué des fluxions pérituberculeuses surtout appré-
ciables dans les tuberculoses intenses.

D'après MM. Barbier et Desroyer cette élévation de
température varie de deux à huit dixièmes de degré
par chaque injection. Elle est déjà appréciable une
demi-heure après l'injection, beaucoup plus nette
deux heures après, perceptible à peu près dans les mêmes proportions trois heures après la transfusion. Au
moment où ils pratiquaient la deuxième injection
diurne, sept heures après, le trait de la température
marque une chute constante.

Ce temps de la réaction est plus court chez les malades plus intoxiqués que les autres ; c'est une indication pour une intervention nouvelle. Ces injections

relèvent lentement la courbe de la température de façon à l'amener à osciller autour de 37°5.

Nous avons pu, chez deux de nos malades hospitalisés, faire les mêmes recherches que ces auteurs et nous sommes arrivé aux mêmes résultats. La réaction est donc très nette chez les malades qui ne sont pas profondément intoxiqués ; mais elle est moins appréciable chez les enfants qui sont dans un état de collapsus ancien ou aux approches de la mort.

Il pourrait y avoir là un élément de pronostic défavorable ou bien, comme nous l'avons dit, une indication ferme de répéter le nombre des injections.

Le moindre malaise chez le nourrisson retentit sur l'état général. On constate souvent que le poids du corps diminue ou bien que pendant quelques pesées ce poids oscille autour d'un même chiffre.

C'est surtout dans les diarrhées d'été que l'on voit cette diminution rapide. Cet amaigrissement doit être combattu par des injections d'eau salée. A la suite de ces transfusions on voit ce dépérissement s'arrêter, alors même que la diarrhée n'a pas complètement disparu.

Dire que la solution saline a une influence directe sur la diarrhée elle-même serait aller trop loin ; mais il est certain qu'elle augmente l'appétit.

Si l'on injecte quotidiennement de l'eau salée sous la peau des enfants qui ne se développent pas, des petits athrepsiques, il se produit un véritable coup de fouet ; les actes de réintégration assimilatrice augmentent, l'appétit se développe, le petit malade augmente de poids.

Dans l'athrepsie, c'est un signe favorable si l'appétit reparait à la suite de ces injections, et, s'il se maintient, c'est la guérison assurée.

Nous avons deux exemples frappants de cette augmentation de poids chez deux athrepsiques. Nous les avons recueillis dans le service des Maladies des Enfants; et c'est après avoir constaté les bons effets de cette médication que M. le professeur Bézy nous a inspiré le sujet de notre thèse.

Dès le premier abord on avait vu les effets produits par les injections d'eau salée sur la circulation, la température, le poids; il fallait chercher les modifications produites sur les sécrétions.

Quelques auteurs et, en particulier, M. Hutinel ont montré que ces transfusions avaient une action favorable sur les sécrétions.

La fonction urinaire est heureusement modifiée au point de vue de la quantité de l'urine émise et du taux de l'urée. Les infirmières du service nous ont, en effet, assuré que les enfants se mouillaient plus souvent.

MM. Dastre et Loye, dans leurs expériences sur le lavage du sang, ont constaté que sous l'influence des injections d'eau salée à dose massive il se produit une diurèse abondante. Ils ont alors supposé qu'il se passait là une filtration active des produits morbides au niveau du rein.

Cette élimination des toxines ne doit pas se produire, car la toxicité de l'urine n'augmente pas (Claisse).

M. A. Claisse propose une hypothèse fort séduisante pour expliquer l'action des solutions salines dans les états infectieux.

Dans toute infection, il peut se faire qu'à un moment donné les leucocytes chargés de la défense de l'organisme soient immobilisés par l'action hypertoxique du sérum sanguin charriant les produits de sécrétion des micro-organismes. Si l'on vient à diluer le sang, la vie intime de l'organisme se réveille et la lutte reprend entre les phagocytes et les microbes pathogènes.

Chaque cellule entrant en jeu, une force nouvelle étant donnée à l'organisme, les émonctoires fonctionnent mieux et en particulier le rein.

La fonction sudorale se trouve également modifiée. La peau surtout dans la diarrhée verte des enfants est sèche, rugueuse avant l'injection; mais après celle-ci, on la voit se réchauffer et se couvrir d'une douce moiteur.

Il est facile de constater cette sécrétion sudorale. Après avoir fait l'injection, on place sur la peau de l'enfant un papier imbibé d'une solution de nitrate d'argent; lorsque la réaction commence on voit ce papier noircir. Une certaine quantité de chlorure de sodium s'élimine par la sueur, et il se forme, au contact du nitrate, du chlorure d'argent.

MM. Charrin et Degrais ont fait des recherches au sujet de l'augmentation de l'urée produite par les injections d'eau salée.

A des lapins soumis à une alimentation fixe, ils ont transfusé une quantité de solution saline normale de 0 cent. cube 5, à 1 cent. cube par kilog. d'animal, l'augmentation de l'urée a été toujours constante. Des doses plus fortes ont été inoculées, elles ont produit un affaiblissement de la quantité d'urine et d'urée émises.

Ces expériences montreraient qu'on doit injecter des doses modérées dans les affections chroniques.

Cette augmentation de l'urée prouverait en outre que les oxydations sont accélérées dans l'organisme et que les échanges nutritifs sont plus parfaits.

Il est probable aussi que les injections d'eau salée ont une action directe sur la cellule nerveuse, qu'elles produisent une excitation générale de tout l'axe cérébrospinal; il y a « un échange continuel entre le système sanguin et le système nerveux » (Claude Bernard).

La cellule nerveuse ne doit pas être la seule à éprouver cette action, les éléments anatomiques des tissus doivent aussi éprouver leur part de cette impression.

MM. Gley et Lambert ont fait des recherches pour savoir si les échanges nutritifs étaient plus actifs après les injections salines. Ils ont constaté chez les animaux une augmentation de la respiration musculaire, une absorption plus grande d'oxygène, et par suite un dégagement plus considérable d'acide carbonique. Les combustions sont donc plus actives.

L'hyperazoturie que l'on constate dans les premiers jours qui suivent la transfusion saline, l'élimination plus considérable de l'urée, l'activité plus grande de la respiration musculaire nous permettent « de généraliser et de nous demander si, dans l'intimité des grandes fonctions, il ne se passe pas une augmentation des oxydations » (Etable).

Les recherches ont été poussées plus loin ; M. Labbé a examiné à l'hématospectroscope le sang des nourrissons soumis à cette méthode thérapeutique. Il a cons-

taté que si les injections durent plus de vingt jours, il
se produisait une diminution progressive de l'oxyhémoglobine, et qu'à sa suite les téguments prenaient
une teinte blafarde.

D'après cet auteur, la cause de cette diminution
d'oxyhémoglobine doit être cherchée dans une dilu-
tion du sang compensée incomplètement par des phénomènes d'osmose entre le sang et la lymphe.

Il nous est impossible dans l'état actuel de nos connaissances d'apprécier les phénomènes qui se passent
dans l'intérieur des tissus. Nous en sommes réduits à
des hypothèses, mais cliniquement nous avons pu apprécier les modifications de l'état général.

Le terrain infecté serait beaucoup plus modifié
que les agents de l'infection.

Ces changements, produits par l'injection sous-
cutanée, semblent être la conséquence de la stimulation de tout l'organisme.

CHAPITRE III

Indications et contre-indications

Nous traitons un sujet de thérapeutique et préconisons une méthode employée depuis peu de temps. On peut discuter cette médication et surtout son opportunité.

Pouvons-nous dire que nous avons en main un remède spécifique pour une maladie déterminée? Les injections sous-cutanées d'eau salée agissent-elles contre tel symptôme morbide ou bien contre l'infection en général?

Cette médication suffit-elle seule à guérir une affection ou ne faut-il pas plutôt la considérer comme un adjuvant précieux et énergique du traitement ordinaire?

Quand fera-t-on ces injections salines? N'y a-t-il pas des cas, des circonstances, où l'hématocatharsise serait inutile ou même dangereuse?

Nous allons essayer de répondre à toutes ces questions.

Et tout d'abord, nous pouvons dire que les injections d'eau salée ne sont pas, comme les sérums antitoxiques, un remède spécifique d'une maladie déterminée. Elles ont été employées dans beaucoup d'affections de l'enfance, le choléra infantile, la gastro-intérite, l'athrepsie, les hémorragies gastro-intestinales, la débilité congénitale, la broncho-pneumonie, etc. Tous ces états morbides reconnaissent pour cause un agent infectieux, agent variable dans sa nature, dans sa localisation, dans ses produits.

L'infection produite par le micro-organisme n'est pas seulement directe et locale, mais elle est surtout indirecte et se fait sentir à distance. En effet, les toxines sécrétées par l'agent pathogène sont charriées par le sang dans toute l'économie, et tous ses appareils sont frappés, mais à des degrés différents.

Dans les limites de nos moyens, si nous voulons lutter contre l'infection, il nous faut donner à l'organisme la force de résister à l'agent pathogène ou à ses produits, favoriser l'élimination des toxines, détruire même, si possible, cet agent.

Nous atteindrons ce but en hyperactivant les fonctions des grands émonctoires : intestinal, pulmonaire, biliaire, salivaire et rénal surtout; en tonifiant le système circulatoire, le cœur, et partant l'organisme tout entier, « pour lui donner les moyens de faire les frais de la maladie »; en agissant sur l'hypothermie ou l'hyperthermie, qui, par leurs effets, suppriment la fonction glycogénique du foie; en favorisant les oxydations, qui exciteront la vitalité cellulaire, annihileront sur place l'action des toxines.

D'après l'action physiologique des injections d'eau salée, nous voyons que nous avons là une méthode précieuse réalisant la plupart de ces *desiderata* : relèvement de la pression sanguine, rétablissement de l'équilibre thermique, tonification du cœur, excitation des fonctions sécrétoires et amélioration de l'état général. Ce sont bien là les grandes indications que demande l'état infectieux, que ce soit du choléra, des diarrhées infectieuses, qu'il s'agisse ou bien de broncho-pneumonies.

Nous avons pu nous rendre compte de la méthode; le résultat de son application a été bon, quoique nous ayons quelques cas de léthalité. Ces morts ne sont pas imputables à la médication suivie, car ces enfants étaient dans un état de collapsus algide ancien et profond.

Nous croyons qu'on ne saurait trop prôner cette méthode. Comme M. Verger, nous avons traité systématiquement deux petits athrepsiques de cette manière. A l'un, nous avons fait pendant quatre mois des injections sous-cutanées quotidiennes de 5 cent. cubes de la solution saline de Marfan, et nous avons été heureux de pouvoir sauver ce petit malade. Au début, lorsque nous avons commencé cette médication désespérée, nous nous demandions si le lendemain nous ne trouverions pas ce petit enfant mort. A l'autre, les transfusions ont duré trois mois; sous leur influence, l'enfant a augmenté de poids. Nous n'avons pas eu le bonheur de la sauver, la petite fille ayant à la fin les digestions très difficiles et ne voulant plus s'alimenter.

Ces deux observations prouvent bien l'efficacité des injections de chlorure de sodium appliquées comme seul traitement dans l'athrepsie. Les trois observations prises dans le service de M. Queirel par Mlle Mouren sont aussi bien probantes, et nous croyons que dans la campagne, où l'on n'a ni couveuse, ni ballons d'oxygène, ces transfusions hypodermiques peuvent être d'une grande utilité.

Nous ne voulons pas dire par là qu'il faut exclure les autres médications et appliquer systématiquement cette méthode dans les maladies que nous avons énumérées. Les autres agents thérapeutiques ont devant eux une longue expérience et des études nombreuses; ils ont fait leurs preuves et sont d'une efficacité incontestable et incontestée. Nous conseillons d'employer cette nouvelle médication, mais nous la considérons seulement comme un adjuvant précieux et énergique du traitement ordinaire.

Dans le traitement de nos diarrhées d'été, nous n'avons pas employé cette méthode seule; nous l'avons associée à la purgation au calomel, aux lavages intestinaux, à l'antisepsie des voies digestives. Nous croyons que ces injections d'eau salée ont aidé nos petits malades à passer le moment critique et les a puissamment poussés vers la guérison.

MM. Houël (de Montpellier) et Lemaire (de Lille), quoique les ayant employées dans le traitement de la broncho-pneumonie, n'ont pas négligé les autres médications en usage.

Il est bien difficile de dire le moment précis où l'on doit pratiquer les injections d'eau salée. Nous croyons que pour retirer le maximum des bénéfices de cette médication, il faut l'employer le plus près possible du début des accidents. En attendant que l'état des malades soit désespéré, on s'exposerait à ne pas avoir le résultat voulu, bien que l'on ait sauvé des enfants à toute extrémité.

Nous avons pratiqué ces transfusions salines chaque fois que nous constations un abaissement de la pression sanguine, chaque fois qu'il y avait hypothermie.

Dans les cas sérieux, si l'amélioration produite dans l'état du pouls est de courte durée, nous croyons qu'il y aurait avantage à répéter plus fréquemment les injections. Les résultats heureux obtenus par certains observateurs semblent dus à cette pratique.

Lemaire, qui a traité systématiquement la bronchopneumonie par cette méthode, pratiquait les injections lorsque la température était au-dessus de 39°. Il a constaté un abaissement dans la courbe thermographique, abaissement quelquefois très rapide, coïncidant souvent avec l'établissement de l'hématocatharsise.

La méthode que nous recommandons est-elle toujours bonne, peut-on l'appliquer dans tous les cas, n'a-t-elle pas comme les autres médications ses contre-indications? Il est évident que nous aurons bien moins de contre-indications dans les maladies de l'enfant que dans les maladies de l'adulte.

L'organisme d'un enfant réagit, il est vrai, vite et fortement aux agents infectieux, mais il n'a pas contre lui cette longue liste d'affections antérieures que l'on trouve trop souvent chez les malades adultes.

Il est évident que lorsque le cœur est gravement atteint par l'infection dans sa musculature ou dans son innervation, il ne faut point se servir de solutions salines.

Nous pouvons faire la même réflexion pour les enfants gras et obèses, leur cœur pourrait être atteint de dégénérescence graisseuse. Ce sont là des cas rares dans l'enfance, et nous croyons encore qu'une faible injection sous-cutanée d'eau salée ne peut guère distendre le cœur.

Nous trouvons aussi une contre-indication dans l'état des reins, nous voulons parler ici de la sclérose rénale et nous conseillons dans ce cas l'abstention complète.

Quoique l'on ait retiré quelques profits de la transfusion saline dans les cas désespérés, nous pensons qu'aux approches de la mort il faut s'abstenir, la terminaison fatale pourrait être hâtée par une injection *in-extremis*. Nous ne citerons comme exemple que le fait arrivé à MM. Michaux et Gaucher, dans un cas de purpura hémorragique infectieux.

Nous n'avons donc guère de contre-indication sérieuse que dans la tuberculose pulmonaire. M. le professeur Hutinel, comme nous l'avons dit plus haut, a constaté des congestions intenses et prolongées autour des foyers bacillaires.

Nous n'insistons pas davantage sur les contre-indications ; on voit qu'elles sont peu nombreuses.

Pour être plus complet, nous devons ajouter le ma-

nuel opératoire que nous avons employé. Nous nous
sommes servis pour faire ces injections de la seringue
de Roux. D'abord, on fait l'antisepsie de la région sur
laquelle on doit pratiquer l'injection; les instruments,
le liquide et l'opérateur doivent être aussi aseptiques
que possible. Le liquide doit être à peu près à la température du corps, et l'injection poussée lentement.
Dans le service des Maladies des Enfants, M. Bézy se
sert de préférence de la solution saline de Marfan; elle
se distingue des autres en ce qu'elle contient de la caféine.

Voici notre formule :

Chlorure de sodium.........	2 gr.	30
Benzoate de caféine.........	0	75
Eau bouillie................	250	»

Un grand nombre d'appareils ont été proposés et
employés pour faire ces injections. Lejars les classe
en trois groupes : 1° les seringues; 2° les appareils à
pompe; 3° les appareils dans lesquels l'écoulement du
liquide est réalisé par son propre poids, aidé ou non
d'un mécanisme de siphon.

Nous ne passerons pas en revue ces divers genres
d'instruments; ils ont été décrits dans beaucoup de
thèses ou opuscules publiés sur l'emploi d'injections
d'eau salée.

OBSERVATIONS

OBSERVATION PREMIÈRE
Personnelle.

Débilité congénitale, Lyspepsie des nourrissons,
Diarrhée verte.

Allred L..., 6 mois.

Antécédents héréditaires. — Père bien portant; à noter une blénnorrhagie quelque temps ayant le mariage suivie d'un abcès au périnée. Cet abcès qui paraissait guéri récidive après le mariage. La mère paraît bien portante. Elle a eu une fluxion de poitrine à 20 ans. La grossesse a été très mauvaise. A la suite d'un faux pas à 7 mois de la grossesse, elle a une hémorragie dans la nuit, et accouche le lendemain matin. L'accouchement s'est bien passé; pas d'accidents après.

Antécédents personnels. — Né à 7 mois, respiration artificielle, frictions à l'alcool. L'enfant est nourri au biberon pendant 2 mois, et ses tétées ne sont pas réglées. (Sur les conseils de la sage-femme, la mère se fait téter par un petit chien, le lait n'étant pas bon avant terme d'après la matrone).

Allaitement mixte après ces 2 mois; les tétées de l'enfant ne sont jamais réglées.

État actuel. — L'enfant est porté à la consultation le 24 mai. La mère nous dit qu'il ne se fait pas qu'il a le ventre gros et la diarrhée. C'est un enfant maigre, pâle, chétif, à l'air vieillot. Sa peau est sèche, ridée, son ventre énorme, comparé à ses bras et à ses jambes tout à fait grêles.

On lui ordonne du calomel pour le purger le lendemain, et de régler ses tétées, sa température rectale est de 30°5. Lavage intestinal suivi d'une injection de sérum de Marfan : 10 cent³.

La mère reste 3 jours sans nous présenter son enfant à nouveau. Le 27 mai, l'enfant est plus mal, ses yeux sont fermés, ses extrémités froides et cyanosées, collapsus, hypothermie, diarrhée verte, l'enfant est mourant. Traitement : Diète hydrique, lavage intestinal, injection d'eau salée, 10 cent³. On recommande à la mère de bien envelopper l'enfant et de le réchauffer. Nous revoyons l'enfant le 29, son état n'a pas changé. Lavage intestinal et injection d'eau salée, 10 cent³.

Nous apprenons le lendemain que l'enfant est mort dans la nuit.

OBSERVATION II
Personnelle.

Dyspepsie des nourrissons, Diarrhée verte.

Georges L..., 8 mois.

Antécédents héréditaires. — Père bien portant, mère réglée à 9 ans irrégulièrement. A partir de 13 ans très régulièrement, grossesse à 22 ans, pas d'accidents, l'accouchement s'est bien passé.

Antécédents personnels. — Enfant bien beau à la naissance; a tété sa mère 1 mois et demi ; la mère l'a mis au biberon parce qu'elle avait un abcès au sein. Les têtées ont été bien régulières pendant l'allaitement maternel, mais non lorsque il a été nourri au biberon. Lait d'ânesse d'abord, puis lait de vache. Vers 4 mois l'enfant est constipé, ses selles sont couleur mastic.

Il y a trois semaines, le nourrisson a eu la diarrhée jaune, puis verte. L'enfant maigrit rapidement. Il est soigné par un pharmacien qui a donné une potion au bismuth. La diarrhée augmente, l'enfant est méconnaissable, ses yeux sont excavés et à demi fermés, les traits tirés, la bouche toujours ouverte ; la peau est sèche, terreuse.

Porté à la consultation le 13 juin. L'enfant est bien malade.

M. le professeur Bézy conseille de mettre l'enfant en nourrice. Traitement : purgation au calomel, potion à l'acide lactique, lavage intestinal. Injection d'eau salée, 20 cent³.

17 juin. L'enfant paraît aller un peu mieux; nouveau lavage, nouvelle injection, 10 cent³.

19 juin. L'enfant va plus mal, hypothermie, lavage et injection d'eau salée, 20 cent³.

Alimentation au lait d'ânesse par cuillerée toutes les demi-heures.

20 juin. Diarrhée encore verte, nourri à la cuillée chaque heure, injection, 10 cent³.

21 juin. Diarrhée jaune. L'enfant va un peu mieux ; nourri à la cuillée chaque heure et demie.

22 juin. Le mieux s'accentue, la diarrhée cesse.

26 juin. L'enfant a été alimenté régulièrement toutes les

3 heures ; il est encore un peu pâle, mais il a regagné en poids. Il est complètement guéri.

OBSERVATION III
Personnelle.

Dyspepsie de nourrissons (forme grave), Diarrhée verte.

Bernard G..., 4 mois et demi.

Antécédents héréditaires. — Le père a eu des rhumatismes au régiment ; il tousse au moindre froid. La mère est faible, anémiée, elle a eu la fièvre typhoïde à l'âge de 9 ans ; réglée depuis l'âge de 17 ans et demi toujours régulièrement.

Elle a eu 5 enfants ; 4 sont encore en vie. L'aînée, une fillette est morte de diarrhée verte.

Antécédents personnels. — L'enfant est beau à la naissance, il est nourri au sein 1 mois et demi. La mère n'a pas pu continuer l'allaitement étant épuisée. L'enfant est mis alors au biberon, ses tétées n'ont jamais été bien réglées et le lait a été coupé par moitié avec de la tisane d'orge ou de fleur de mauve.

Le 22 mai l'enfant a commencé à vomir. Depuis, les vomissements ont lieu tous les jours un moment après la tétée jusqu'à aujourd'hui 30 Mai.

Le 26, l'enfant a eu la diarrhée, ses selles sont vertes, liquides et fétides. La diarrhée a continué les jours suivants dans les mêmes conditions. Aucune médication n'a été faite pendant ces quelques jours.

L'enfant a maigri et pâli rapidement.

Etat actuel. — L'enfant est porté à la consultation le

lundi 29 mai. Son visage est pâle, terreux, les traits sont tirés, les yeux excavés et à demi fermés, les extrémités froides, collapsus algide.

TRAITEMENT

Huile de ricin .... } àà 5 grammes.
Sirop de manne........ }

pour le purger de suite.

2° Diète hydrique ;

3° Calomel pour le lendemain matin.

30 mai. L'enfant a reposé pendant la nuit. Il paraît aller un peu mieux que la veille. Il pèse 4 k. 500, ses extrémités sont froides ; on prend la température rectale, le thermomètre marque 36°. Lavage de l'estomac et de l'intestin. Injection hypodermique de 10 cent³. de sérum de Marfan.

L'enfant est mort le lendemain 31 mai.

OBSERVATION IV

(Personnelle).

Dyspepsie des nourrissons, Diarrhée verte.

Jean O..., né le 16 janvier 1899.

Antécédents héréditaires. — Père paraît bien portant (tare tuberculeuse) ; mère en bonne santé, bonne grossesse, accouchement avec les fers.

Antécédents personnels. Nourri au biberon, les deux premiers mois, l'enfant ne se fait pas ; biberon toutes les deux heures, on lui donne 1 litre de lait par jour. Le

8 mai, la mère s'aperçoit que l'enfant a la diarrhée, consultation à un docteur (lavements boriqués). La diarrhée continue et l'enfant maigrit de plus en plus. Conduit à la consultation le 16 mai.

L'enfant a bien perdu, nous dit la mère ; il est en effet bien pâle, bien maigre, sa peau est ridée, rude, terreuse, cependant l'enfant se plaint assez fort. Traitement, diète hydrique (Eau de Vals, toutes les 2 heures).

17 mai. Même état, lavage de l'estomac. Eau de Vals.

18 mai. Hypothermie, l'enfant est plus mal. Lavage de l'intestin. Injection d'eau salée, 20 cent³., potion à l'acide lactique. L'enfant paraît aller mieux le soir, il sourit.

19 mai. Nous constatons un mieux chez l'enfant, la température est normale. Lavage de l'intestin, injection d'eau salée de 10 cent³.

On commence à alimenter l'enfant toutes les 3 heures : 3 cuillerées de lait et 3 cuillerées d'Eau de Vals.

20 mai. L'enfant a passé, la veille, une mauvaise après-midi, mais la nuit du 19 au 20 a été bonne. La température est normale. Lavage de l'intestin. Injection d'eau salée 10 cent³.

21 mai. L'enfant va mieux. Sa peau est moite, il se plaint plus fort, il sourit. On alimente l'enfant. La diarrhée n'est plus de couleur verte. Lavage intestinal, injection d'eau salée, 10 cent³.

22 mai. Le mieux s'accentue. Lavage intestinal, injec-d'eau salée, 10 cent³.

23 mai. L'enfant va tout à fait bien, la diarrhée a cessé, il est encore pâle.

OBSERVATION V
Personnelle

Dyspepsie des nourrissons. — Diarrhée verte.

Charles C..., 8 mois.

Antécédents héréditaires. — Mère : angines à répétition pendant l'enfance. Chlorose à 18 ans. Grossesse bonne.

Père nerveux emporté.

Antécédents personnels. — Enfant nourri au biberon toutes les 2 heures, trop de lait. La diarrhée a commencé aux premières chaleurs, l'enfant a alors 6 mois, selles liquides jaunes avec quelques grumeaux.

Traité au bouillon et au racahout.

Rougeole à 7 mois, la diarrhée cesse pendant cette maladie. Elle reprend après mais elle est intermittente.

Depuis le 20 juin, la diarrhée n'a pas discontinué, selles jaunes liquides.

Porté à la consultation le 1er juillet, nous constatons que l'enfant est bien maigre, il est pâle, les traits tirés, il est méconnaissable, dit la mère. Purgation au calomel — Lavage de l'intestin. Injection d'eau salée, 20 cent³.

2 juillet, l'enfant est bien abattu, ses yeux sont enfoncés, il ne sourit plus, ses pieds sont froids, cyanosés; diarrhée verte. Nouvelle purgation ; Tamigène; lavage de l'intestin. Injection d'eau salée, 10 cent³.

3 juillet. — Diarrhée jaune, lavage de l'intestin. Injection d'eau salée, 10 cent³.

4 juillet, mieux sensible, l'enfant sourit; on cesse les injections.

5 et 6 juillet, le mieux continue; l'enfant est alimenté

régulièrement, paquets de lactose dans chaque biberon.

8 juillet, l'enfant est guéri.

OBSERVATION VI

Dyspepsie des nourrissons. — Diarrhée verte.

François T..., 6 mois.

Antécédents héréditaires nuls. — Fille-mère.

Antécédents personnels. — Nourri au sein pendant un mois. L'enfant n'est pas allaité régulièrement. La mère se place comme nourrice, et confie son enfant à une vieille femme. Celle-ci nourrit l'enfant au biberon, mais elle lui donne plus de tisane que de lait. L'enfant est très mal soigné, mal réglé, et n'est pas changé de langes chaque fois qu'il s'est sali.

Porté le 15 mai à la consultation; on hospitalise l'enfant. Il pèse 4 kilog. 760 ; son ventre est gros, il vomit et a de la diarrhée verte; l'enfant est bien chétif; purgation au calomel.

16 mai. La température est normale, la diarrhée continue. On règle les tétées de l'enfant et on lui donne une potion à l'acide lactique.

17 mai. La diarrhée est toujours verte; l'état de l'enfant est stationnaire; même médication; nouvelle purgation au calomel.

18 mai, température, matin, 38·8 ; lavage intestinal; le soir : température 39·2, la diarrhée persiste. Lotion froide,

19 mai. L'enfant va plus mal; il a beaucoup de fièvre, 39·6; abattements, diarrhée verte couleur feuille de choux. Lavage intestinal. On commence les injections de la solution saline de Marfan, 20 cent³.

20 mai. Température normale, mais l'état général va plus mal; l'enfant a les yeux fermés, son teint est terreux, sa peau rugueuse. Lavage intestinal. Injection 20 cent³. Potion à l'acide lactique.

21 mai. Poids de l'enfant 4 kilog. 240, température normale; l'enfant ne réagit plus aux injections; deux transfusions dans la journée de 20 cent³. chaque.

22 mai. La chaleur a été forte pendant la nuit un enfant est mort dans le service; notre petit malade et les deux athrepsiques se trouvent plus mal; hypothermie, collapsus. Lavage intestinal, deux injections dans la journée de 20 cent³. chaque.

23 mai. Nous nous demandons si nous allons trouver notre malade en vie. Etat général plus mauvais, l'enfant est froid; on le réchauffe au moyen de boules d'eau chaude.

La diarrhée est toujours tenace; trois injections dans la journée de 20 cent³. chaque. Nous croyons que le dernier moment de l'enfant est arrivé.

24 et 25 mai. Même état, même traitement.

26 mai. L'enfant est complètement abattu; on se demande s'il respire, selles vert noirâtre très abondantes; injection de sérum 40 cent³. dans la matinée et une autre dans la soirée.

27 mai. L'enfant est à la dernière extrémité; selles noires, bain sinapissé. L'enfant meurt vers midi.

Autopsie. Organes très anémiés; estomac dilaté, rien à l'intestin et aux autres organes.

OBSERVATION VII

(Personnelle).

Infection intestinale. — Diarrhée verte.

Emile R..., 2 mois.

Antécédents héréditaires. — Grands parents tuberculeux. Père, bronchite au régiment. Mère bien portante. Deux fausses-couches, l'une un an après le mariage, l'autre l'année suivante. A 23 ans, elle accoucha d'une petite fille qui eut une gastro-entérite à 4 mois.

Antécédents personnels. — Nourri au biberon; ses têtées ne sont pas réglées. Diarrhée verte depuis le 10 juin et vomissements. Le 19, consultation à un docteur qui ordonne de couper le lait avec de l'eau de Vals. La diarrhée continue. Le 21, on le porte à la consultation. L'enfant a bien maigri; il est pâle, les traits tirés, la peau est sèche et ridée. Les extrémités sont froides et cyanosées. La température rectale est de 35'8.

Traitement. — Lavage intestinal. Injection sous-cutanée d'eau salée, 10 cent³. Potion à l'acide lactique. Purgation au calomel pour le lendemain.

Nous n'avons plus eu des nouvelles de l'enfant.

OBSERVATION VIII

(Personnelle).

Dyspepsie aiguë des nourrissons. Athrepsie consécutive.

Jean-Marie P..., 3 mois. Entré le 18 novembre 1898 à la clinique des Maladies des Enfants.

Antécédents héréditaires. — Mère 22 ans, bien portante ; père bien constitué et en bonne santé.

Antécédents personnels. — L'enfant est né à terme, après une grossesse et un accouchement normaux. Il pèse un peu plus de 2 kilos à sa naissance. Nourri au sein pendant quinze jours, durant lesquels on n'observe ni vomissements, ni diarrhée ; il est mis au biberon parce que la mère présente des gerçures aux seins. La mère l'a gardé avec elle pendant tout ce temps-là, et l'enfant n'a aucun signe de dyspepsie. Mais alors il est confié à une vieille femme qui le soigne mal et lui donne trop de lait et souvent de la tisane pure. Au bout de trois semaines de ce régime l'enfant est pris de vomissements, de diarrhée ; il ne se développe plus, et c'est pour cette raison que la mère l'apporte à la consultation des Maladies des Enfants.

État du malade. — L'enfant ne peut supporter la plus petite quantité de lait ; la diarrhée est verte, l'état général très grave, le visage pâle, vieillot, terreux, le ventre très dilaté et très gros ; il ne pèse plus que 3 kilogrammes 325 ; soumis à la diète hydrique pendant douze heures, il arrive petit à petit à pouvoir supporter une ration de plus en plus forte de lait stérilisé. Nous avons fait contre l'état général une injection d'eau salée (solution de Marfan) d'abord de 10 centimètres cubes pendant sept jours, puis de 5 centimètres cubes. Il supporte fort bien alors 70 gr. de lait à chaque tétée.

Le 27 au soir et le 28, l'enfant présente la diarrhée verte avec un peu de vomissement. Cet état dure quelques jours ; le petit malade semble maigrir encore. Le 30, nous faisons un lavage de l'intestin, et nous le continuons les jours suivants, employant toujours en même temps les injections sous-cutanées d'eau salée. Le 4 décembre, la diarrhée a cessé. Le 7, l'enfant pèse 3 kilog. 220. Le 12, l'enfant a de la diarrhée, de l'hypothermie; sans nous désespérer, nous continuons toujours les injections hypodermiques, l'enfant conserve toujours de l'appétit.

Le 19, il prend à chaque tétée 90 grammes de lait, il n'a plus de vomissements.

Le 25 décembre, à l'index droit, se déclare une tourniole qu'on lui perce, de même dans la bouche apparaissent des sécrétions purulentes qui coïncident avec l'apparition de deux dents molles et pas très résistantes.

Le 3 janvier, l'enfant pèse 3 kilog. ; les injections sont toujours continuées à la dose de 5 centimètres cubes. Il présente des alternatives de température normale et d'hypothermie avec prédominance de cette dernière.

Le 16, il pèse................	3 kilog.	075
Le 22, —	3 —	145
Le 29, —	3 —	260
Le 5 février, il pèse..........	3 —	290
Le 12 — —	3 —	375
Le 19 — —	3 —	410

Pendant une quinzaine de jours nous avons eu un état stationnaire.

Le 12 mars, l'enfant pèse 3 kilog. 550.

État stationnaire à nouveau. Le 24, il pèse 3 kilog. 730. Notons que pendant cet état stationnaire l'état général est fort bon et l'appétit conservé. Le 9 avril, le poids est de 3 kilog. 750. Le 15, 3 kilog. 600. Le 23, 3 kilog. 730.

L'accoutumance est faite; aussi le 24 nous cessons les injections; depuis un mois à peu près la température se maintient autour de la normale.

Nous ne signalons que les poids de l'enfant puisqu'il est

soumis alors au même régime que les nourrissons de son âge.

Le 7 mai, il pèse............	3 kilog.	940
Le 14 —	—	4 —	070
Le 21 —	—	4 —	225
Le 3 juin,	—	4 —	120

Rien à noter. Le 9 juin un peu de diarrhée. La température s'élève graduellement. Il présente une éruption à la tête et à la région fessière. Le 10, purgation au calomel. Le 12, la diarrhée augmente, la température est élevée; enveloppement humide toutes les trois heures. Le 13, chute brusque de la température, la diarrhée cesse, l'éruption d'érythème infectieux a presque complètement disparu.

Le 18, poids............	4 kilog.	130
Le 24,	—	4 —	180
Le 3 juillet, poids.........	4 —	050

La digestion est difficile, l'enfant est agité, il se plaint presque continuellement. Le 9, les selles sont fétides, le lait non digéré, l'enfant pèse 3 kilog. 760.

Le 12, la digestion ne se fait pas très bien et l'enfant présente de l'hypothermie. Nous lui faisons des lavages de l'intestin.

Le 16, la digestion est encore difficile, mais l'enfant a un peu plus d'appétit; nous recommençons les injections pour savoir si l'accoutumance a cessé et si l'enfant réagit. Le lendemain nous constatons que l'enfant paraît plus éveillé, que son appétit semble avoir augmenté; il prend le biberon beaucoup mieux. L'enfant est encore dans le service.

OBSERVATION IX

(Personnelle)

Dyspepsie des nourrissons, athrepsie.

Henriette R..., 39 jours.

Antécédents héréditaires. — Père en bonne santé. Rien à signaler du côté de la mère, c'est son premier enfant; la grossesse et l'accouchement ont été normaux.

Antécédents personnels. — Elle est nourrie au sein par la mère, mais les tétées sont irrégulières. Le 8 janvier, la mère présente un abcès au sein, abcès qui est ouvert à l'hôpital, et l'enfant est laissé à notre service. Nous avons su quelque temps plus tard que la mère, croyant ne pas avoir assez de lait, donnait depuis quelques jours de la purée de pommes de terre à son enfant. Etat de la malade. L'enfant est maigre et chétive, son ventre gros et dur, elle présente des vomissements, de la diarrhée verte et de l'érythème très marqué sur les fesses.

Nous instituons comme traitement les lavages de l'intestin, la potion à l'acide lactique et de l'eau de chaux pour couper son lait.

Le 22 janvier, l'enfant pèse 2 kilog. 544.

Le 23, elle présente de l'hypothermie et nous commençons les injections sous-cutanées d'eau salée (solution de Marfan). 5 c. c. cub s par jour; nous avons continué ces injections à la même dose jusqu'au 24 avril. Dès les premiers jours de ce traitement, nous constatons un mieux chez l'enfant, son appétit augmente, sa diarrhée cesse et dès le 27 elle prend 70 grammes de lait à chaque tétée.

Les poids suivants font constater que le mieux s'accentue de jour en jour.

Le 29 janvier, l'enfant pèse .... 2 k. 600.
Le 5 février............................ 2 k. 610.
Le 12 février .... 2 k. 710.
Le 25 février.......................... 2 k. 700.
Le 5 mars............................. 2 k. 720.
Le 11 Mars................. .... 2 k. 725.
Le 19 mars............................ 2 k. 730.
Le 29 mars............................ 2 k. 840.
Le 9 avril .... 2 k. 890.
Le 16 avril .... 2 k. 830.
Le 24 avril .... 3 k.

Les injections sont cessées à ce moment-là, la température a toujours oscillé autour de 37 degrés ; l'enfant a bon appétit.

Le 30 avril, elle pèse 3 k. 060.
Le 8 mai.......... 3 k. 160.
Le 14 mai........ 3 k. 200.
Le 20 mai........ 3 k. 110.

L'enfant a de la diarrhée verte.

Purgation au calomel, lavage intestinal ; la diarrhée cesse.

Le 26 et 28 mai, elle pèse 3 kilog. 100.

Le 3 juin, 3 k. 120.

Le 11 juin, 3 k. 310.

Le 18 juin, 3 k. 330.

Le 22 juin, elle présente à nouveau la diarrhée et nous lui injectons 20 centimètres cubes de la solution de Marfan.

Malgré ces injections, l'enfant diminue de poids, la température reste autour de la normale. Le 25 mai le lait n'est pas digéré ; l'enfant pèse 2 k. 855 ; la diarrhée cesse le 28 mai.

Le 2 juillet, l'enfant pèse 2 k. 990.

Le 7 juillet, l'enfant ne veut plus prendre le biberon, il est nourri à la cuiller.

Le 8 juillet, elle pèse 2 k. 970 ; l'amaigrissement est très notable, l'état général mauvais, les extrémités sont froides ; l'enfant a toujours des boules d'eau chaude à ses pieds.

Le 10 juillet, diarrhée verte couleur feuille de choux et vomissements ; nous lui faisons un lavage intestinal, une injection de 20 centimètres cubes.

Le 11 juillet, collapsus algide.

Le 12 juillet, l'enfant meurt.

Autopsie.

Tous les organes de l'enfant sont anémiés, l'estomac dilaté.

OBSERVATION X

(Résumé)

Recueillie par Mlle MOUREN, maîtresse sage-femme, Maternité de Marseille.

Débilité congénitale.

Enfant né avant terme, 7 mois, et dont la mère a été toujours malade. Entrée dans le service le 22 janvier, elle a des épistaxis fréquentes, de la leucorrhée, des syncopes.

Le travail se déclare le 7 février. Rupture prématurée de la poche des eaux. Présentation de l'épaule. Version le

8 février. L'enfant en état de mort apparente revient difficilement.

Il a une longueur de 40 centimètres et pèse 1.900 grammes.

L'allaitement maternel est impossible, l'enfant ne faisant aucun mouvement de succion.

On lui donne à la cuiller, il a des vomissements et le troisième jour il est mourant.

M. le professeur Queirel ordonne des injections de sérum artificiel (de Hayem). Ces injections sont faites régulièrement tous les jours.

Quantité, 25 centimètres cubes. Le poids augmente peu, mais les vomissements s'arrêtent. A sa sortie l'enfant est beau, il prend le sein et pèse 2.000 grammes.

OBSERVATION XI

(Résumé).

Recueillie par Mlle Mouren. Maternité de Marseille.

Débilité congénitale.

12 mars 1897. Accouchement prématuré pour cause de *placenta prævia*, poids de l'enfant, 2.000 gr.; longueur, 41 cent. Etat physique très mauvais. Allaitement maternel impossible. On lui donne le biberon qu'il prend aussitôt, mais il diminue de poids, et le troisième jour il ne pèse plus que 1.900 gr.

On lui fait une injection de sérum de 25 cent. cubes, et le quatrième jour, il pèse 2.000 gr. Le cinquième jour, deuxième injection, même poids. Le sixième jour, cet enfant prend le sein, et pèse 2.020 gr. Le septième jour, troisième injection, 30 cent. cubes; poids, 2.040 gr.

Le huitième jour, même quantité de sérum; poids, 2.050 gr., le neuvième et le dixième jour encore la même quantité de sérum, l'enfant sort pesant 2.080 gr.

État général plus satisfaisant.

OBSERVATION XII
(Résumé).

Recueillie par Mlle Mouren. Maternité de Marseille.

Débilité congénitale

12 mars 1897. Enfant né avant terme, ayant une longueur de 47 cent., pesant 2.200 gr. Il reste plusieurs jours sans prendre le sein, diminue de 20 grammes par jour jusqu'au sixième jour. On commence le traitement, injections de sérum; le poids augmente régulièrement de 10 gr. par jour. Il prend le sein.

Sort le 25 mars.

OBSERVATION XIII
(Résumé).

Hémorragie gastro-intestinale avec cirrhose alcoolique du foie (In Th. de COTINESCO).

Ernest M..., 6 ans.

Antécédents héréditaires. — Père alcoolique, mère bien portante, frères bien portants, pas d'antécédents hémophiliques.

Antécédents personnels. - - Nourri au sein 2 mois, puis

au biberon, atteint souvent de diarrhée, à 1 an, bronchite légère et rougeole.

18 janvier 1897. Vomissements de sang répétés trois fois environ demi-litre de sang noir. Deux vomissements de sang en caillots dans la soirée et la nuit.

19 janvier. Vomissements de sang avant d'entrer à l'hôpital, un autre dans l'après-midi. Vomissement encore dans la nuit du 19 au 20, et sang dans les matières fécales.

20. Enfant fatigué, diarrhée sanguinolante, 4 selles.

21, 22, 23 janvier. Diarrhée sanguinolante. Nuit du 23 au 24 mœlena très abondant.

24 janvier. Enfant exsangue abattu, six autres selles sang presque pur. Traitement, injections sérum artificiel de 100 cent. cubes tous les jours, bismuth, perchlorure de fer. Glace.

25 janvier. Diarrhée jaune, pas de sang.

26 janvier. Plus de sang, mais anémie et faiblesse extrême, somnolence, pouls dicrote. Injection de sérum.

27 janvier. Faiblesse continue (injection sérum).

28 janvier. Faiblesse se continue, mort dans le coma, sans nouvelles hémorragies.

Autopsie, tous les organes très anémiées.

OBSERVATION XIV
(Résumé).

Hémorragie gastro-intestinale (In Th. HERMARY).

O.-B..., primipare, 21 ans, entre le 16 mai 1896, dans le service du docteur Vannier, à l'Hôtel-Dieu annexe. Enceinte de 7 mois et demi. Le travail commence dans la nuit de sa rentrée. La grossesse a été bonne. Rien dans les antécédents de la mère. Accouchement le 17 mai ; le garçon pèse 1.200 gr.; il présente de l'hématocèle double prédominante à droite. Pas de lésions cutanées. Le lendemain il pèse 1.100 gr.; il ne prend pas le sein et crie peu. Mis à la couveuse; gavages toutes les 2 heures, 15 gr. de lait. Voici les résultats de son poids les jours suivants.

19 Mai.............	Poids.	2.250 gr.
20 —	—	1.150
21 —	.—	1.100
22 —	—	1.150
23 —	—	1.150
24 —	—	1.160
25 —	—	1.150

26 mai. Poids, 1.190 gr.; 20 gr. de lait à chaque gavage.

Le 27, l'enfant restant toujours faible, on lui fait une injection de 10 gr. de sérum de Hayen. Cette injection est continuée pendant 6 semaines. Le lendemain, c'est-à-dire le douzième jour, l'enfant présente de gardes robes vertes, du mœlena. On continue le même traitement en ne donnant que 15 gr. de lait à chaque gavage. L'enfant a de la fièvre. Des érosions de nature spécifique apparaissent autour de l'anus. On fait à l'enfant des frictions mercurielles tous les deux jours.

Le poids de l'enfant augmente lentement. Il est de 1.225 gr. le 1er juin ; on ajoute au traitement des inhalations d'oxygène et des bains de vin aromatique. Le mœlena ne se reproduit pas. Le 9 juillet, on retire l'enfant de la couveuse, tout en maintenant l'enveloppement ouaté ; son poids est de 1.625 grammes.

OBSERVATION XV
(Résumé).

Angine diphtérique. — Broncho-pneumonie
(In Th. de LEMAIRE).

Georges V..., 2 ans et demi.

Antécédents héréditaires. — Père brigthique, mère saine.

Antécédents personnels. — Nuls.

Entré le 26 août 1898 au pavillon de la diphtérie. Etat général des plus mauvais, abattement, délire, adénopathie cervicale, pouls petit, fièvre ardente 40°, dyspnée oligurie, pas d'albumine, rien au larynx.

A l'auscultation, gros râles sibilants et ronflants de bronchite souffle-tubaire et râles sous-crépitants en différents points ; ces endroits sont submats.

Traitement énergique : révulsion sinapisée, bottes ouatées, potion cordiale, injection caféine et d'huile camphrée. Les injections de sérum artificiel sont instituées dès le 26 août et continuées jusqu'au 4 septembre; dose journalière, 20 centimètres cubes.

Du 26 au 30 août, état à peu près stationnaire, bien que légèrement amélioré. La courbe thermique, bien que baissée, est encore élevée.

31 Août. Fétidité de l'haleine, plaques pseudo-membraneuses sur la face interne de la lèvre supérieure (coccis et staphylocoques)

1ᵉʳ Septembre. Légère gêne laryngée, râles pulmonaires, humides et gros, s'étendant dans toute la poitrine.

2 Septembre. Etat général moins mauvais, gorge toujours rouge, exsudats disparus.

3 Septembre. Amélioration de plus en plus manifeste.

4 Septembre. Encore quelques gros râles. Souffle a presque disparu; poumon redevient perméable.

5 Septembre et jours suivants. Convalescence, nuits calmes, appétit bon.

OBSERVATION XVI
(Résumé).

Angine et laryngite diphtérique. — Bronchite capillaire diffuse. — Broncho-pneumonie. (In Th. de LEMAIRE).

Julia D..., 3 ans.

Antécédents héréditaires. — Père mort de bronchite spécifique, mère saine.

Antécédents personnels. — Nuls, enfant chétive.

Entrée le 22 août. Etat général et local grave, faciès plombé, cyanose des muqueuses, voix éteinte, toux rauque, tirage sus-ternal et épigastrique, pouls filiforme, adénopathie cervicale, état de collapsus, albumine.

Intubation. Sérum de Roux, 20 centimètres cubes.

23 Août. Amélioration de l'état local. Aggravation de symptômes généraux. Auscultation. Râles fins généralisés à tout le parenchyme pulmonaire. Traitement habituel de la bronchite capillaire et, en plus, injection de sérum artificiel, 200 centimètres cubes.

24 Août. L'enfant n'est plus tubée. Dyspnée intense, souffle tubaire, matité; broncho-pneumonie lobulaire (noyaux disséminés) aux bases et au sommet droit. Hématocatharsise, 200 centimètres cubes.

25 Août. Enfant guéri du croup, mais situation précaire. Hématocatharsise, 200 centimètres cubes.

26 Août. Légère baisse de la température. Diurèse abondante; injection, 200 centimètres cubes.

27 Août. Amélioration de plus en plus sensible. Le poumon redevient perméable. Souffle diminue d'intensité.

28 Août. Injection. Sérum artificiel, 200 centim. cubes.

29 Août. Courbe thermique redevient normale. Injections de sérum suspendues. L'enfant sort guéri le 10 septembre.

OBSERVATION XVII

(Résumé).

Angine et laryngite diphtérique. — Broncho-pneumonie.
(In Th. de LEMAIRE).

Pierre V..., 3 ans.

Antécédents héréditaires. — Père saturnin, mère saine.

Antécédents personnels. -- Nuls.

Entré pour le croup au pavillon de la diphtérie le 1er Juillet 1898. Râles d'intensité moyenne disséminés dans toute la hauteur du poumon, quelques zones soufflantes. La broncho-pneumonie est imminente. Hématocatharsise, 180 centimètres cubes.

2 Juillet. Amélioration de la laryngite. Les foyers broncho-pneumoniques sont mieux accusés. Sérum artificiel, 200 centimètres cubes.

3 Juillet. Etat stationnaire. Hématocatharsise, 200 cent. cubes.

4 Juillet. Amélioration; diurèse abondante; injection de sérum artificiel, 200 centimètres cubes.

5 Juillet, Température stationnaire. On cesse les injections.

6 Juillet. Le soir, la température atteint 40°. Hématocatharsise.

7 Juillet. Abaissement de la courbe thermique. On cesse à nouveau les injections.

8 Juillet et jours suivants. Amélioration continu, souffle disparu. Quelques gros râles seulement.

OBSERVATION XVIII
(Résumé).

Croup. — Broncho-pneumonie (In Th. de LEMAIRE).

M. V..., 3 ans.

Antécédents héréditaires. — Nuls.

Antécédents personnels. — Enfant délicat, traces de rachitisme et de scrofule.

Entrée le 2 juin 1898, au pavillon de la diphtérie. Auscultation, pas de bruit pathologiques ; pas d'albumine-tubage.

3 juin. L'état général s'aggrave, foyers de bronchopneumonie à gauche et en arrière. Traitement habituel, hématocatharsise, 150 cent³.

4 juin. Le poumon droit devient soufflant, râles souscrépitants.

5, 6, 7 juin. État stationnaire ; hématocatharsise tous les jours de 150 cent³.

8 juin. Amélioration légère, la courbe thermique s'abaisse, râles plus gros, plus disséminés, poumon encore peu perméable.

10 juin. L'amélioration persiste et s'accentue.

11 juin. Entre en convalescence, suppression des injections.

OBSERVATION XIX

(Résumé)

Angine simple — Broncho-pneumonie. — (In Th. LEMAIRE).

Emile D..., 4 ans.

Antécédents héréditaires. — Père mort à la suite d'un anthrax, mère lymphatique. Deux sœurs bien portantes.

Antécédents personnels. — Bronchite à 2 ans.

Entré le 1ᵉʳ juin 1898 au pavillon de la diphtérie. Etat général sérieux. Auscultation pulmonaire négative. 2 juin soir, dyspnée, souffle tubaire, râles sous-crépitants. Traitement de la broncho-pneumonie. Hématocatharsise.

3 juin. Etat général plus grave. Injection sous-cutanée de sérum artificiel de 240 cent. en 3 doses pendant la journée.

4 juin. Même état local et général ; trois injections de 80 cent³. chaque. Le 5, 6 et 7 juin, l'état de l'enfant semble s'améliorer, le poumon gauche se dégage un peu, les urines augmentent ; hématocatharsise à dose décroissante.

9 juin. L'état général s'amende, état local meilleur, le poumon gauche est perméable ; quelques foyers encore au poumon droit ; hématocatharsise, 100 cent.

17 juin. Convalescence ; les injections de sérum artificiel sont supprimées.

27 juin, l'enfant sort guéri.

OBSERVATION XX

Résumé (Houël, *Revue de thérapeutique 1898*).

*Broncho-pneumonie probablement d'origine tuber-
culeuse.*

René D..., 6 mois.

Antécédents héréditaires. — Mère atteinte de chorée à
10 ans 1/2 ; 3 grossesses, 2 enfants morts (méningite et
broncho-pneumonie). Père, ictère au régiment, pleurésie-
bronchite ; tantes faibles de poitrine.

Antécédents personnels. — Nuls.

Enfant malade le 12 février, toux, oppression, fièvre,
traitement révulsif.

14 février, état plus grave, râles bronchiques, fièvre
intense, rares émissions, pouls rapide. Enfant agité, très
oppressé, vomitif, révulsion sinapisée, potion stimulante.

15 février, même état, même traitement.

16 février, aucune amélioration.

17 février, fièvre intense, râles de broncho-pneumonie,
révulsion sinapisée, vésicatoire, potion tonique.

18 février, aggravation ; l'enfant ne prend plus le sein,
toux continuelle, oppression ; même traitement.

19 février, nouveau vésicatoire.

20 février, cyanose intense, broncho-pneumonie géné-
ralisée, bouffissure de la face.

21 février, état désespéré, extrémités froides, regard
voilé, respiration faible. Injection de sérum artificiel de
120 cent³. poussée lentement avec traitement ordinaire.

22 février, l'enfant a uriné davantage, un peu de diarrhée ; injection, 130 cent³.

23 février, enfant moins malade, les mucosités se détachent plus facilement, diarrhée et urines plus copieuses.

24 février, l'enfant recommence à prendre le sein, il a ouvert les yeux. Injection de 120 cent³.

25 février, mieux sensible, enfant moins abattu.

26 février, l'auscultation donne une grande amélioration; fièvre presque complètement tombée, toux avec expulsion de crachats.

27 février, mieux très sensible sous tous les rapports.

28 février, mieux continuel, plus de toux; poumon presque à l'état normal, l'enfant s'amuse.

1ᵉʳ mars, nuit bonne et sans fièvre.

3 mars, on peut considérer l'enfant comme guéri.

OBSERVATION XXI

(Résumé)

Broncho-pneumonie morbilleuse. — (In Th. LEMAIRE).

Hélène L..., 2 ans.

Antécédents héréditaires. — Père et mère bien portants.

Antécédents personnels. — Nuls, traces de scrofule.

11 août. Injection, respiration courte, haletante, dyspnée marquée, tirage sus et sous-sternal. Percussion = submatité aux deux bases. Auscultation à droite = râles souscrépitants fins en foyer à la pointe de l'omoplate et à la base du poumon. A gauche souffle intense rien, au cœur d'albumine ; traitement habituel ; injection de sérum artificiel, 160 cent³.

12 août. Etat stationnaire, injection, 140 cent³.

13 août, souffle diminue d'intensité, râles moins secs, urines abondantes, dyspnée moindre. Injection, 200 cent³.

14 août. Amélioration, courbe thermique baissée, râles plus humides, respiration presque normale. Dernière injection, 160 cent³.

21 août, mieux persistant, plus de bruits anormaux, plus de fièvre. Guérison assurée.

OBSERVATION XXII
(Résumé)

Rougeole, broncho-pneumonie morbilleuse très grave. —
(In Th. LEMAIRE).

Louis B..., 10 ans.

Antécédents héréditaires. — Nuls, Mère morte de maladie inconnue.

Antécédents personnels. — Enfant sorti de la tutelle des parents par autorité judiciaire, traces de violences.

8 juin, éruption morbilleuse depuis 4 jours. Auscultation, ne donne rien de grave; température élevée, pouls 140, enfant abattu, albumine dans urine.

9 juin, rougeole en voie de résolution, état général moins bon, dyspnée des plus violentes, les ailes du nez battent, enfant agité, température 41°, foyers broncho-pneumoniques dans les deux poumons décelés par souffle tubaire, râles sous-crépitants, matité. Traitement ordinaire de la broncho-pneumonie, sérum artificiel, 100 cent³. en 3 injections.

10 juin. Etat stationnaire. Pouls plus ferme que la

veille, urines augmentées, grand abattement. Injection d'eau salée, balnéation froide.

11 juin. Etat général toujours grave, noyaux de broncho-pneumonie fusionnés, éruption disparaît, la desquamation se fait mal. Sérum artificiel, 200 cent³.

12 juin. Angine guérie, l'état du poumon ne s'amende pas ; sérum artificiel, 200 cent³.

14 juin, légère amélioration, l'enfant sort de sa torpeur; sérum artificiel, 200 cent³.

16 juin. Etat général redevient mauvais, dyspnée forte ; souffle intense à droite ; sérum artificiel, 200 cent³.

17 juin, la température baisse subitement, souffle localisé vers sommet, tonalité amphorique, râles sous-crépitants diminués, moins nombreux, quelques râles de bronchite ; sérum artificiel, 240 cent³.

22 juin, poumon droit se perméabilise, plus de souffle ; poumon gauche rempli de râles de bronchite et sous-crépitants, fièvre complètement tombée ; état meilleur ; plus d'injection de sérum.

24 juin. Etat du malade satisfaisant, signes pulmonaires s'amendent de plus en plus, gros râles, humides seulement.

2 juillet. Convalescence.

Et maintenant nous devons au lecteur un compte rendu des observations que nous publions. Comme on peut le voir, nous n'avons employé les injections sous-cutanées d'eau salée dans les diarrhées d'été que dans les cas graves désespérés. Sur sept enfants que nous avons ainsi traités, trois sont morts, trois guéris et un dont nous n'avons plus eu de nouvelles. Cela nous fait une mortalité de 50 p. 100. En 1897, dans le service des

Maladies des Enfants on traita par la même méthode
les petits malades atteints d'infection intestinale grave;
sur 32 malades, 11 moururent, soit 33 p. 100. Nous re-
levons à peu près la même mortalité en 1898; sur
14 petits nourissons ainsi traités, 5 sont morts.

Les injections sous-cutanées d'eau salée paraissent
avoir donné de meilleurs résultats chez nos deux
athrepsiques. L'un est mort, mais l'on peut constater
qu'on les a fait vivre longtemps avec les injections.
Par les deux observations d'hémorragie gastro-intestinale que nous rapportons, nous constatons une mortalité de 50 p. 100. Dans la débilité congénitale, entre les
mains de M. Queirel, cette méthode a donné de bons
résultats; les trois malades auxquels il a fait ces applications augmentaient de poids tous les jours.

M. Lemaire n'a eu qu'à se louer de s'être servi de
cette médication dans le traitement de la broncho-pneumonie. Nous ne rapportons que sept de ses observations sur onze qu'il a publiées; il n'a eu qu'un cas de
mort.

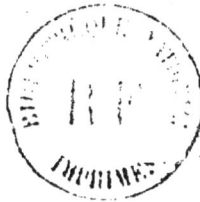

CONCLUSIONS

De cette étude nous pouvons tirer les conclusions suivantes :

1° L'expression de sérum artificiel ne doit plus être employée, car elle prête à confusion avec les sérums antitoxiques, le sérum sanguin physiologique et le sérum coagulé pour les cultures ; on se servira donc du terme solution saline.

2° Ces injections hypodermiques peuvent être employées dans l'infection en général, chez le nourisson.

3° En particulier, dans les intoxications intestinales, surtout algides, l'athrepsie, la débilité congénitale, les hémorragies gastro-intestinales, la broncho-pneumonie, à moins que le malade ne soit un tuberculeux, ou bien que son cœur ne soit gravement atteint par l'infection dans sa musculature ou son innervation, ou encore atteint de dégénérescence graisseuse.

4° Ces injections sous-cutanées relèvent la tension

5

sanguine, régularisent la courbe thermique, favorisent la diurèse, améliorent l'état général.

5° On ne doit pas considérer cette méthode thérapeutique comme spécifique, mais plutôt comme un adjuvant à la médication déjà connue

BIBLIOGRAPHIE

LUTON, Archives générales de Médecine, 1884.

JOLYET et LAFONT, Société de biologie, 1878.

HAYEM, Académie de Médecine, 1884.

LUTON, Revue générale de clinique et de thérapeutique, 1892.

LUTON, Gazette des Hôpitaux, 1893.

HUTINEL, Société médicale des hôpitaux, 1895.

MAROIS, Thèse de Paris, 1893.

THIERCELIN, Thèse de Paris, 1894.

HUCHARD, Revue générale de clinique et de thérapeutique, 1893.

DE FLEURY, Société de thérapeutique, 1894.

DEBOVE, Société médicale des hôpitaux, 1895.

CLAISSE, Société de biologie, 1896.

BOSC et VEDEL, Société de biologie, 1896.

CHARRIN et DEGRAIS, Société de biologie, 1896.

BARBIER et DESROYER, Bulletin médical, 1896.

DOTEZAC, Thèse de Bordeaux, 1897.

HERMARY, Thèse de Paris, 1896.

LABBÉ, Société de biologie, 1898.

MARFAN, Presse médicale, 1896.

VERGER, Archives cliniques de Bordeaux, 1896.

LEMAIRE, Thèse de Lille, 1898.

ÉTABLE, Thèse de Paris, 1897.

BOUROFF, Thèse de Toulouse, 1899.

BÉZY, Annales de médecine et de chirurgie infantile, 1899.

GARNIER et LAMBERT, Société de biologie, 1896.

HOUEL, Revue thérapeutique médico-chirurgicale, 1er juin 1897.

HOUEL, Nouveau Montpellier médical, mars 1897.

LEJARS, Annales de micrographie, 1899.

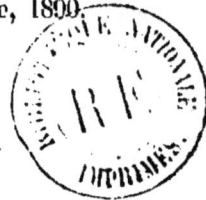

Toulouse. — Imp. et Librairie A. TRINCHANT, rue d'Aubuisson 27.

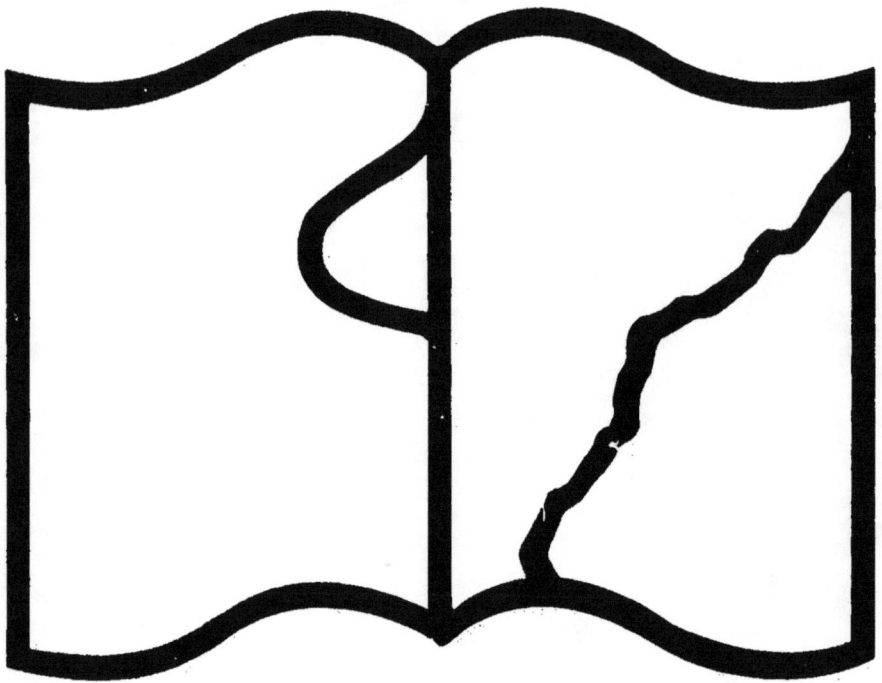

Texte détérioré — reliure défectueuse

NF Z 43-120-11

www.ingramcontent.com/pod-product-compliance
Lightning Source LLC
Chambersburg PA
CBHW070803210326
41520CB00011B/1811